有情笔记

主编　张晶滢　石　云　谈晓红

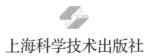

上海科学技术出版社

上架建议：医学科普

ISBN 978-7-5478-6514-9

定价：68.00 元

图书在版编目（CIP）数据

有情笔记 / 张晶滢，石云，谈晓红主编. -- 上海 ：
上海科学技术出版社，2024.1
ISBN 978-7-5478-6514-9

Ⅰ．①有… Ⅱ．①张… ②石… ③谈… Ⅲ．①动物药
－普及读物 Ⅳ．①R282.74-49

中国国家版本馆CIP数据核字(2024)第010877号

有情笔记

主编　张晶滢　石　云　谈晓红

上海世纪出版（集团）有限公司
上海 科 学 技 术 出 版 社　　　出版、发行
（上海市闵行区号景路 159 弄 A 座 9F-10F）
邮政编码 201101　www.sstp.cn
上海光扬印务有限公司印刷
开本 787×1092　1/36　印张 6.5
字数：40 千字
2024 年 1 月第 1 版　　2024 年 1 月第 1 次印刷
ISBN 978-7-5478-6514-9 / R・2949
定价：68.00 元

内容提要

　　本书是介绍动物类中药的科普读物。动物类中药具有滋补强壮、填精益血的作用，被称为"血肉有情之品"。孙思邈在《备急千金要方》中云："虎啸风生，龙吟云起，此亦有情与无情相感。"提出了药品分"有情""无情"；清代名医叶天士亦曾提出"血肉有情，栽培身内之精血，多用自有益"。因此本书名为"有情笔记"。

　　本书参考《中华人民共和国药典（2020年版）》和《上海市中药饮片炮制规范（2018年版）》等相关内容，以图文并茂的方式介绍了24种常用动物类中药，结合诗文与书法的表现形式，在科学知识普及的同时，弘扬中医药文化。

　　本书兼具科普读物和手账本的功能，可以让读者在日常记录手账的同时，学习药物知识，领悟中医文化。本书可供广大中医药爱好者使用。

编　委　会

前　言

　　本书是继《草木笔记》《晶石笔记》之后，专门介绍动物类中药的科普读物。这类药物，在中医药界被称为"血肉有情之品"，或"血肉有情之物"，"有情"是其略称，因此本书名为"有情笔记"。

　　本书参考《中华人民共和国药典（2020年版）》《上海市中药饮片炮制规范（2018年版）》《中药大辞典》《神农本草经》《本草纲目》《唐本草》《饮片新参》等本草学标准或专著，介绍了24种常用动物类中药的来源、性味、归经、功效、主治，配以诗文和国风插图，在向读者普及动物药知识的同时，也传播了中医药文化。

　　全书共分4个部分，每个部分介绍6种常用动物药（含部分附属药物）。第一部分"百虫爬蠕"即虫类药物，包括僵蚕、全蝎、水蛭、蝉蜕、蜈蚣和地龙；第二部分"蜿蜒龟蜥"即爬行类药物，包括蛤蚧、乌梢蛇、蕲蛇、守宫、龟甲和鳖甲；

第三部分"鳞鱼介壳"即水生类药物,包括紫贝齿、海螵蛸、牡蛎、珍珠母、石决明和瓦楞子;第四部分"飞禽走兽"即禽兽类药物,包括鸡子黄、鸡内金、水牛角、阿胶、羚羊角和鹿茸。

因篇幅所限,本书只纳入部分常见有情之品。中医文化浩如鲲鹏,作者才浅,管中窥豹。希望读者在阅览图文的同时,能收获中医之美。

目 录

百虫爬蠕

（虫类药物）

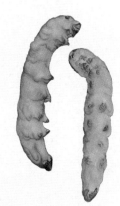

治病如治兵，命医如命将。
人尽号能军，心巫术则匠。
……
急攻除务尽，慎守养用壮。
僵蚕竟喂叶，枯鱼倏跋浪。
——清·严遂成《病起东谢寒村先生》

僵蚕
僵蚕

性味：咸、辛，平。
归经：肝、肺、胃经。
功效：息风止痉，祛风止痛，化痰散结。
主治：肝风夹痰，惊痫抽搐，小儿急惊风，破伤风，中风口㖞，风热头痛，目赤咽痛，风疹瘙痒，发颐痄腮。

本品为蚕蛾科昆虫家蚕 Bombyx mori Linnaeus 4～5龄的幼虫感染（或人工接种）白僵菌 Beauveria bassiana (Bals.) Vuillant 而致死的干燥体。
《神农本草经·中经》：味咸。主小儿惊痫夜啼，去三虫，减黑皯，令人面色好，男子阴疡病。生平泽。

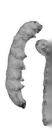

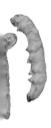

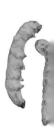

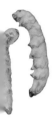

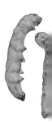

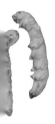

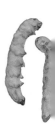

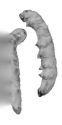

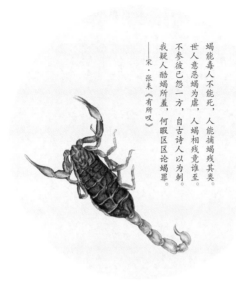

蝎能毒人不能死，人能捕蝎残其类。
世人意恶蝎为虐，人蝎相残竟谁至。
不参彼已怨一方，自古诗人以为刺
我疑人酷蝎所羞，何暇区区论蝎罪。

——宋·张耒《有所叹》

全蝎

全 蝎

性味：辛，平；有毒。

归经：肝经。

功效：息风镇痉，通络止痛，攻毒散结。

主治：肝风内动，痉挛抽搐，小儿惊风，中风口㖞，半身不遂，破伤风，风湿顽痹，偏正头痛，疮疡，瘰疬。

本品为钳蝎科动物东亚钳蝎 *Buthus martensii* Karsch 的干燥体。

《本草纲目》：今入药有全用者，谓之全蝎；有用尾者，谓之蝎梢，其力尤紧。

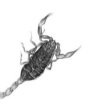

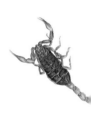

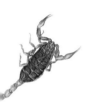

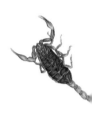

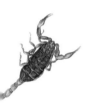

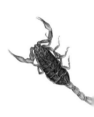

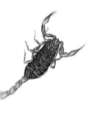

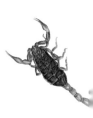

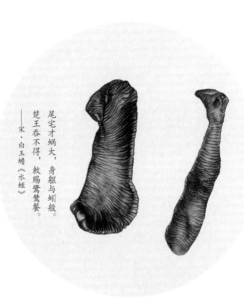

尾宅才蜗大，身躯与蚓般。
楚王吞不得，敕赐鸳鸯餐。
——宋·白玉蟾《水蛭》

水蛭

水 蛭

性味：咸、苦，平；有小毒。

归经：肝经。

功效：破血通经，逐瘀消癥。

主治：血瘀经闭，癥瘕痞块，中风偏瘫，跌扑损伤。

本品为水蛭科动物蚂蟥 *Whitmania pigra* Whitman、水蛭 *Hirudo nipponica* Whitman 或柳叶蚂蟥 *Whitmania acranulata* Whitman 的干燥全体。

《神农本草经·下经》：味咸，平。主逐恶血瘀血，月闭。破血瘕积聚，无子，利水道。生池泽。

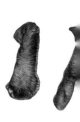

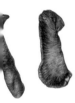

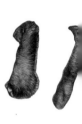

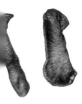

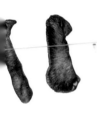

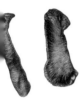

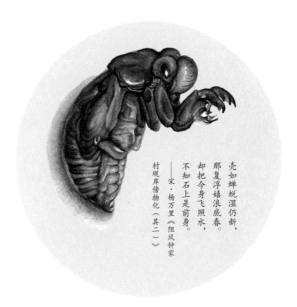

壳如蝉蜕湿仍新，
那复浮嬉浪底春。
却把今身飞照水，
不知石上是前身。

——宋·杨万里《阻风钟家
村观岸傍物化（其二）》

蝉蜕

蝉 蜕

性味：甘，寒。

归经：肺、肝经。

功效：疏散风热，利咽，透疹，明目退翳，解痉。

主治：风热感冒，咽痛音哑，麻疹不透，风疹瘙痒，目赤翳障，惊风抽搐，破伤风。

本品为蝉科昆虫黑蚱 *Cryptotympana pustulata* Fabricius 的若虫羽化时脱落的皮壳。

《本草纲目》：蝉乃土木余气所化，饮风吸露，其气清虚。故其主疗，皆一切风热之证。古人用身，后人用蜕。大抵治脏腑经络，当用蝉身。

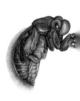

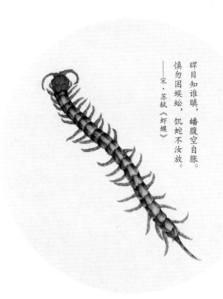

睅目知谁瞋，
蟠腹空自胀。
慎勿困蜈蚣，
饥蛇不汝放。
——宋·苏轼《虾蟆》

蜈蚣

蜈 蚣

性味：辛，温；有毒。

归经：肝经。

功效：息风镇痉，通络止痛，攻毒散结。

主治：肝风内动，痉挛抽搐，小儿惊风，中风
口㖞，半身不遂，破伤风，风湿顽痹，偏正头痛，
疮疡，瘰疬，蛇虫咬伤。

本品为蜈蚣科动物少棘巨蜈蚣 Scolopendra
subspinipes mutilans L. Koch 的干燥体。

《神农本草经·下经》：味辛，温。主鬼注蛊毒，
啖诸蛇虫鱼毒，杀鬼物老精，温虐，去三虫。
生川谷。

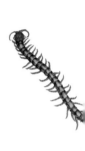

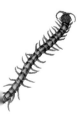

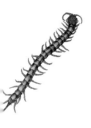

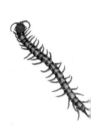

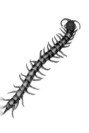

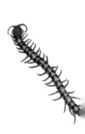

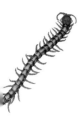

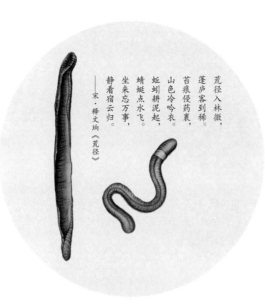

荒径入林微，
蓬庐客到稀。
苔痕侵药裹，
山色冷吟衣。
蚯蚓耕泥起，
蜻蜓点水飞。
坐来忘万事，
静看宿云归。
——宋·释文珦《荒径》

地龍
地龙

性味：咸，寒。

归经：肝、脾、膀胱经。

功效：清热定惊，通络，平喘，利尿。

主治：高热神昏，惊痫抽搐，关节痹痛，肢体麻木，半身不遂，肺热喘咳，水肿尿少。

本品为钜蚓科动物参环毛蚓 *Pheretima aspergillum* (E.Perrier)、通俗环毛蚓 *Pheretima vulgaris* Chen、威廉环毛蚓 *Pheretima guillelmi* (Michaelsen) 或栉盲环毛蚓 *Pheretima pectinifera* Michaelsen 的干燥体。前一种习称"广地龙"，后三种习称"沪地龙"。《神农本草经·下经》：味咸，寒。主蛇瘕，去三虫，伏尸，鬼注，蛊毒，杀长虫，仍自化作水。生平土。

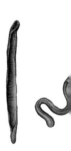

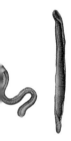

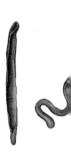

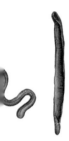

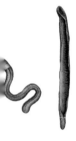

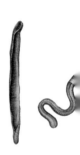

蜿蜓龟蜥

（爬行类药物）

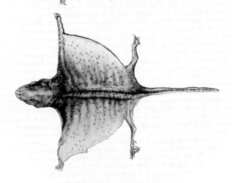

已历山川险，
还看物候殊。
古墙生蛤蚧，
官阁伴鼪鼯。
落日玄猿啸，
空城白鹿趋。
炎威难就寝，
兀坐话妻孥。

清·李腾蛟

《初莅陵水》

蛤蚧

蛤蚧

性味：咸，平。

归经：肺、肾经。

功效：补肺益肾，纳气定喘，助阳益精。

主治：肺肾不足，虚喘气促，劳嗽咳血，阳痿，
遗精。

本品为壁虎科动物蛤蚧 *Gekko gecko* Linnaeus
的干燥体。

《本草纲目》：补肺气，定喘止渴，功同人参；
益阴血，助精扶羸，功同羊肉。

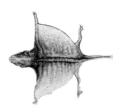

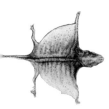

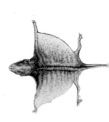

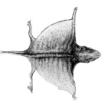

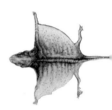

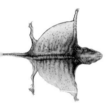

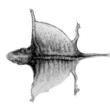

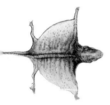

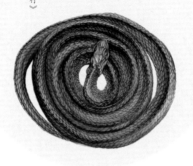

我友剑侠非常人，
袖中青蛇生细鳞。
腾空顷刻已千里，
手决风云惊鬼神。
荆轲专诸何足数，
正昼入燕报万国雠。
一身独报万国雠，
归告昌陵泪如雨。
——宋·陆游《剑客行》

乌梢蛇

乌 梢 蛇

性味：甘，平。

归经：肝经。

功效：祛风，通络，止痉。

主治：风湿顽痹，麻木拘挛，中风口眼㖞斜，半身不遂，抽搐痉挛，破伤风，麻风，疥癣。

本品为游蛇科动物乌梢蛇 *Zaocys dhumnades* (Cantor) 的干燥体。

《药性论》：（主）诸风顽痹，皮肤不仁，风瘙瘾疹，疥癣。

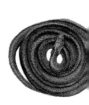

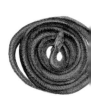

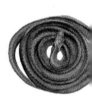

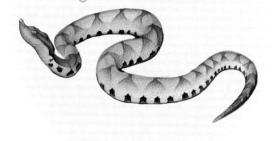

巴蛇千种毒，
其最鼻褰蛇。
掉舌翻红焰，
盘身蹙白花。
喷人竖毛发，
饮浪沸泥沙。
欲学叔敖瘗，
其如多似麻。

——唐·元稹《巴蛇》

蕲蛇

蕲 蛇

性味：甘、咸，温；有毒。

归经：肝经。

功效：祛风，通络，止痉。

主治：风湿顽痹，麻木拘挛，中风口眼㖞斜，半身不遂，抽搐痉挛，破伤风，麻风，疥癣。

本品为蝰科动物五步蛇 *Agkistrodon acutus* (Guenther) 的干燥体。

《本草纲目》：能透骨搜风，截惊定搐，为风痹惊搐、癞癣恶疮要药。

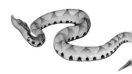

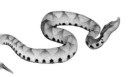

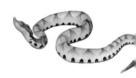

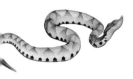

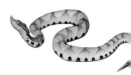

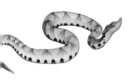

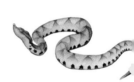

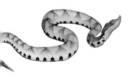

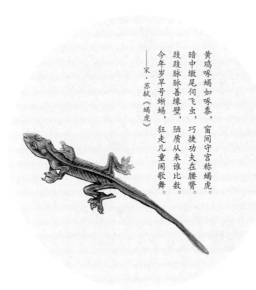

黄鸡啄蝎如啄黍，窗间守宫称蝎虎。
暗中缴尾伺飞虫，巧捷功夫在腰膂。
跮踱脉脉善缘壁，陋质从来谁比数。
今年岁旱号蜥蜴，狂走儿童闹歌舞。

——宋·苏轼《蝎虎》

守宫

守宫

性味：咸，寒；小毒。

归经：肝经。

功效：息风解痉，祛风止痛，攻毒散结。

主治：惊风癫痫，破伤风，风湿痹痛，瘰疬，肿毒。

本品为壁虎科动物多疣壁虎 *Gekko japonicus* (Dumeril et Bibron) 或同属他种壁虎的干燥全体。

《本草纲目》：所治风痉惊痛诸病，亦犹蜈、蝎之性能透经络也，且入血分，故又治血病疮疡。

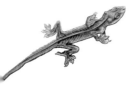

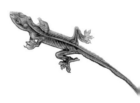

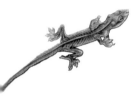

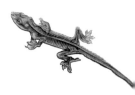

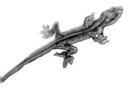

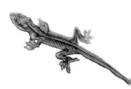

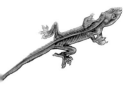

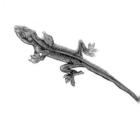

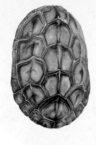
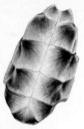

龟甲

龟甲

性味：咸、甘，微寒。

归经：归肝、肾、心经。

功效：滋阴潜阳，益肾强骨，养血补心，固经止崩。

主治：阴虚潮热，骨蒸盗汗，头晕目眩，虚风内动，筋骨痿软，心虚健忘，崩漏经多。

本品为龟科动物乌龟 *Chinemys reevesii* (Gray) 的背甲及腹甲。

《神农本草经·上经》：味咸，平。主漏下赤白，破癥瘕，痎疟，五痔，阴蚀，湿痹，四肢重弱，小儿囟不合。久服，轻身不饥。一名神屋。生池泽。

附：龟甲胶

本品为龟甲经水煎煮、浓缩制成的固体胶。
功效：滋阴，养血，止血。

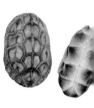

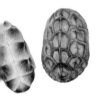

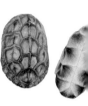

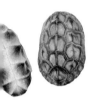

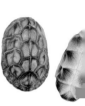

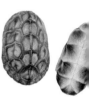

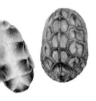

常思见面人多逝，
未得开唇事已休。
半世营途成跋鳖，
十年问舍得蜗牛。

——明·王跂《绝句》

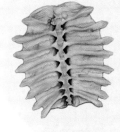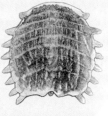

鳖甲

性味：咸，微寒。

归经：肝、肾经。

功效：滋阴潜阳，退热除蒸，软坚散结。

主治：阴虚发热，骨蒸劳热，阴虚阳亢，头晕目眩，虚风内动，手足瘛疭，经闭，癥瘕，久疟疟母。

本品为鳖科动物鳖 *Trionyx sinensis* Wiegmann 的背甲。

《神农本草经·中经》：味咸，平。主心腹癥瘕坚积，寒热，去痞息肉，阴蚀，痔恶肉。生池泽。

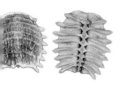

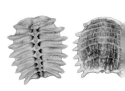

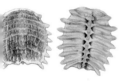

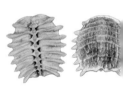

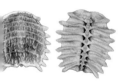

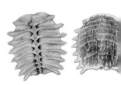

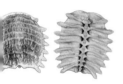

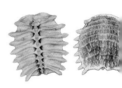

鳞鱼介壳

（水生类药物）

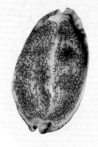
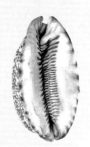

君才切玉刀，
一举成两段。
我如抟沙砾，
放手辄星散。
传闻紫贝阙，
薛荔充帷幔。
楚吟尚多亡，
君诗补其半。

——宋·周邦彦
《泛湖》

紫贝齿

紫 贝 齿

性味：咸，平。

归经：肝、心经。

功效：息风解痉，清肝明目。

主治：惊痫抽搐，目赤肿痛。

本品为宝贝科动物阿拉伯绶贝 *Mauritia arabica* (Linnaeus) 的干燥贝壳。

《唐本草》：紫贝，形似贝，圆，大二三寸。出东海及南海上。紫斑而骨白。明目，去热毒。

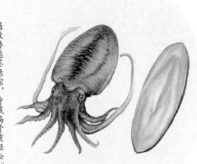

遇敌潜逃墨隐踪，身藏扁骨质轻松。
咸温涩敛吞酸抑，吐衄崩遗带下封。

——现代·程勇《乌贼骨》

海螵蛸

海 螵 蛸

性味：咸、涩，温。

归经：脾、肾经。

功效：收敛止血，涩精止带，制酸止痛，收湿敛疮。

主治：吐血衄血，崩漏便血，遗精滑精，赤白带下，胃痛吞酸；外治损伤出血，湿疹湿疮，溃疡不敛。

本品为乌贼科动物无针乌贼 *Sepiella maindroni de Rochebrune* 或金乌贼 *Sepia seculenta Hoyle* 的干燥内壳。

《神农本草经·中经》：味咸，微温。主女子漏下，赤白经汁，血闭，阴蚀，肿痛，寒热，癥瘕，无子。生池泽。

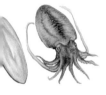

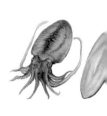

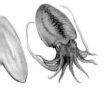

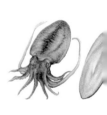

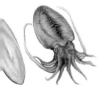

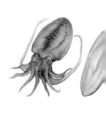

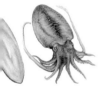

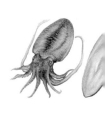

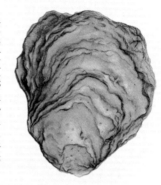

鳌山临水一青螺，避寇曾传玉趾过。
牡蛎滩回春后雨，飞龙蠢映夕阳多。
此时万乘唯航海，何日三军更渡河。
野寺仙题诗句在，侍臣谁赋式微歌。
——清·齐召南《金鳌山集》

牡蛎

牡蛎

性味：咸，微寒。

归经：肝、胆、肾经。

功效：重镇安神，潜阳补阴，软坚散结。煅牡蛎收敛固涩，制酸止痛。

主治：惊悸失眠，眩晕耳鸣，瘰疬痰核，癥瘕痞块。煅牡蛎用于自汗盗汗，遗精滑精，崩漏带下，胃痛吞酸。

本品为牡蛎科动物长牡蛎 *Ostrea gigas* Thunberg、大连湾牡蛎 *Ostrea talienwhanensis* Crosse 或近江牡蛎 *Ostrea rivularis* Gould 的贝壳。

《神农本草经·上经》：味咸，平。主伤寒寒热，温疟洒洒，惊恚怒气，除拘缓鼠瘘，女子带下赤白。久服，强骨节，杀邪气，延年。一名蛎蛤，生池泽。

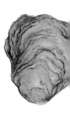

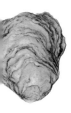

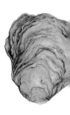

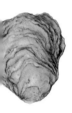

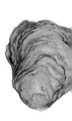

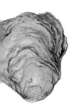

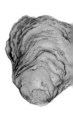

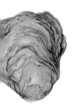

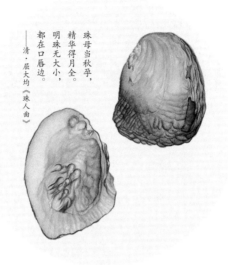

珍珠母

珍珠母

性味：咸，寒。

归经：肝、心经。

功效：平肝潜阳，安神定惊，明目退翳。

主治：头痛眩晕，惊悸失眠，目赤翳障，视物昏花。

本品为蚌科动物三角帆蚌 *Hyriopsis cumingii* (Lea)、褶纹冠蚌 *Cristaria plicata* (Leach) 或珍珠贝科动物马氏珍珠贝 *Pteria martensii* (Dunker) 的贝壳。

《饮片新参》：咸，平，凉，微腥。平肝潜阳，安神魂，定惊痫，消热痞、眼翳。

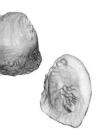

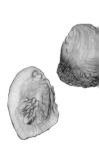

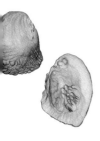

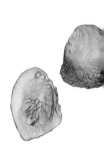

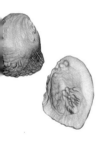

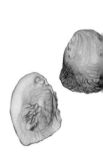

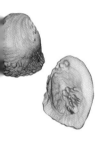

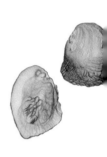

宁须山泽论高平，
但要曾餐石决明。
三世击钟敲石磬，
十年学剑斩铜钉。
倘知狐祖天边去，
肯向蛮奴脚底行。
更许野夫寻上着，
十洲三岛一宫城。

——宋·程珌《五十六字

庸以告未知野夫者》

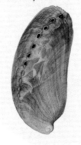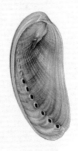

石决明

石 决 明

性味：咸，寒。

归经：肝经。

功效：平肝潜阳，清肝明目。

主治：头痛眩晕，目赤翳障，视物昏花，青盲
雀目。

本品为鲍科动物杂色鲍 *Haliotis diversicolor*
Reeve、皱纹盘鲍 *Haliotis discus hannai* Ino、
羊鲍 *Haliotis ovina* Gmelin、澳洲鲍 *Haliotis
ruber* (Leach)、耳鲍 *Haliotis asinina* Linnaeus
或白鲍 *Haliotis laevigata* (Donovan) 的贝壳。
《名医别录》：味咸，平，无毒。主目障翳痛，
青盲。久服益精。生南海。

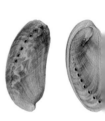

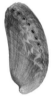

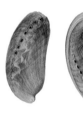

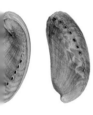

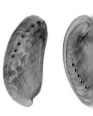

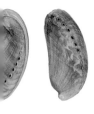

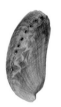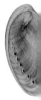

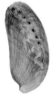

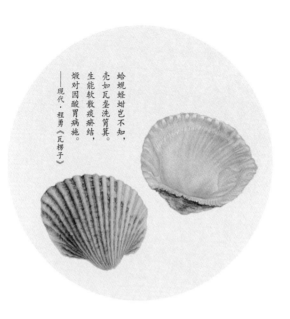

蛤蜊蛏蚶岂不知，
壳如瓦垄洗皆其。
生能软散痰瘀结，
煅对因酸胃病施。
——现代·程勇《瓦楞子》

瓦楞子
瓦 楞 子

性味：咸，平。

归经：肺、胃、肝经。

功效：消痰化瘀，软坚散结，制酸止痛。

主治：顽痰胶结，黏稠难咯，瘿瘤，瘰疬，癥瘕痞块，胃痛泛酸。

本品为蚶科动物毛蚶 *Arca subcrenata* Lischke、泥蚶 *Arca granosa* Linnaeus 或魁蚶 *Arca inflata* Reeve 的贝壳。

《日华本草》：凡用瓦楞子，取陈久者，炭火煅赤，米醋淬三度，出火毒，研粉。烧过醋淬，醋丸服，治一切血气，冷气，癥癖。

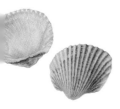

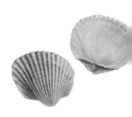

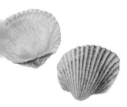

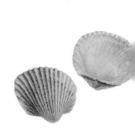

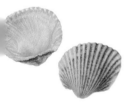

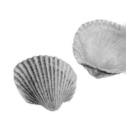

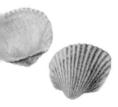

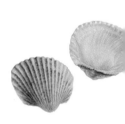

飞禽走兽

（禽兽类药物）

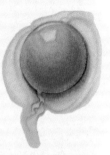

新月长眉清，娟娟照茅舍。
坐有我弟俱，因得穷造化。
……
水轮载以浮，风轮吹不停。
地譬鸡子黄，天乃鸡子清。
天半绕地下，天半出地上。
星辰附天旋，昼夜成俯仰。
——宋·汪莘《对月与念六弟谈化作》

雞子黄

鸡子黄

性味：甘，平。

归经：心、肾经。

功效：滋阴润燥，养血息风。

主治：心烦不得眠，热病痉厥，虚劳吐血，呕逆，下痢，胎漏下血，烫伤，热疮，肝炎，小儿消化不良。

本品为雉科动物家鸡*Gallus gallus domesticus* Brisson 的蛋黄。

《本草纲目》：补阴血，解热毒，治下痢。

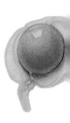

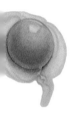

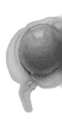

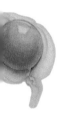

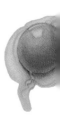

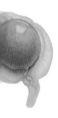

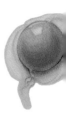

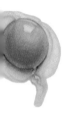

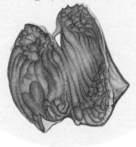

驿使话汉东，故人迁谪处。
所居虽非居，有树即嘉树。
日膳或鸡肫，时蔬多荀芋。
夜堂蛇结蟠，昼户鹊噪聚。
——宋·梅尧臣《使者自随州来
知尹师鲁寓止僧舍语其处物景甚
详因作诗以寄焉》

鸡内金

鸡 内 金

性味：甘，平。

归经：脾、胃、小肠、膀胱经。

功效：健胃消食，涩精止遗，通淋化石。

主治：食积不消，呕吐泻痢，小儿疳积，遗尿，
遗精，石淋涩痛，胆胀胁痛。

本品为雉科动物家鸡 *Gallus gallus domesticus*
Brisson 的干燥沙囊内壁。

《神农本草经·上经》：丹雄鸡味甘，微温，
肫胵，裹黄皮，主泄利。

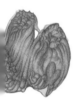

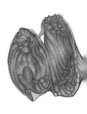

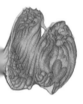

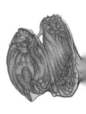

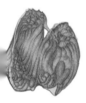

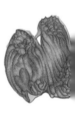

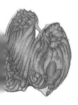

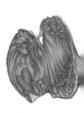

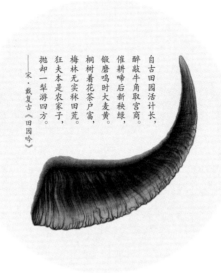

自古田园活计长，
醉敲牛角取宫商。
催耕啼后新秧绿，
锻磨鸣时大麦黄。
桐树着花茶户富，
梅林无实秫田荒。
狂夫本是农家子，
抛却一犁游四方。

——宋·戴复古《田园吟》

水牛角

水牛角

性味：苦，寒。

归经：心、肝经。

功效：清热凉血，解毒，定惊。

主治：温病高热，神昏谵语，发斑发疹，吐血
衄血，惊风，癫狂。

本品为牛科动物水牛 *Bubalus bubalis* Linnaeus
的角。

《陆川本草》：辛、咸，寒。凉血解毒，止衄。
治热病昏迷，麻痘斑疹，吐血，衄血，血热，
溺赤。

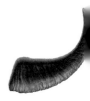

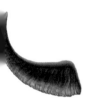

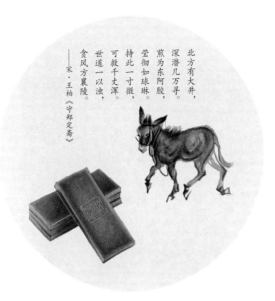

北方有大井，
深潜几万寻。
煎为东阿胶，
莹彻如球琳。
持此一寸徽，
可救千丈浑。
世道一以浊，
贪风方襄陵。

——宋·王柏《守郑定斋》

阿膠

阿 胶

性味：甘，平。

归经：肺、肝、肾经。

功效：补血滋阴，润燥，止血。

主治：血虚萎黄，眩晕心悸，肌痿无力，心烦不眠，虚风内动，肺燥咳嗽，劳嗽咯血，吐血尿血，便血崩漏，妊娠胎漏。

本品为马科动物驴 *Equus asinus* L. 的干燥皮或鲜皮经煎煮、浓缩制成的固体胶。

《神农本草经·上经》：味甘，平。主心腹，内崩，劳极，洒洒如疟状，腰腹痛，四肢酸疼，女子下血安胎，久服轻身益气，一名傅致胶。

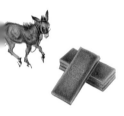

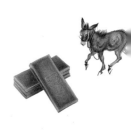

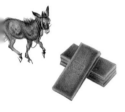

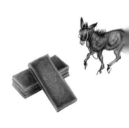

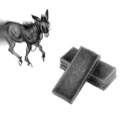

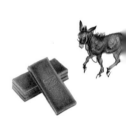

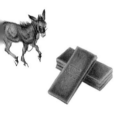

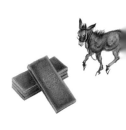

聒厌黄鹂酢厌柑，舄飞双鸟叶飞杉。
鱼肠壤接要离冢，蜷馆源通渔父潭。
日月龙山抛两帽，音书船子杳千帆。
汗青微挂羚羊角，大费痴蝇着意探。
——清·王夫之《遣兴诗》

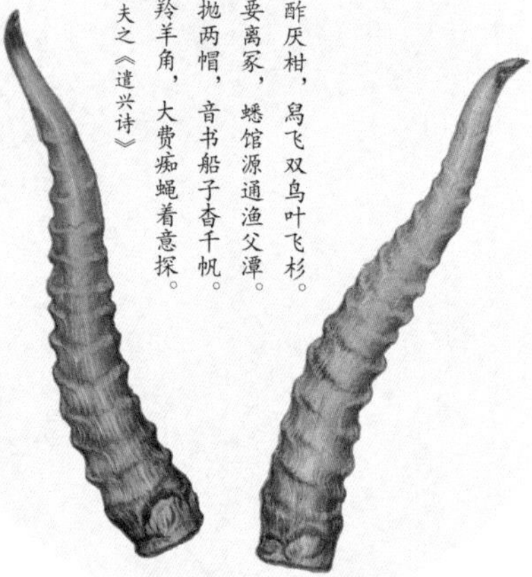

羚羊角

羚羊角

性味：咸，寒。
归经：肝、心经。
功效：平肝息风，清肝明目，散血解毒。
主治：肝风内动，惊痫抽搐，妊娠子痫，高热痉厥，癫痫发狂，头痛眩晕，目赤翳障，温毒发斑，痈肿疮毒。

本品为牛科动物赛加羚羊 *Saiga tatarica* Linnaeus 的角。
《神农本草经·中经》：味咸，寒。主明目，益气起阴，去恶血注下，辟蛊毒恶鬼不祥，安心气，常不厌寐。生川谷。

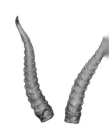

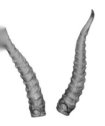

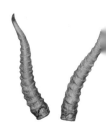

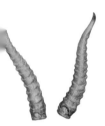

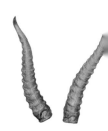

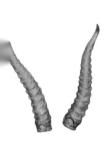

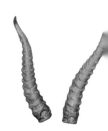

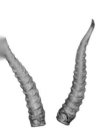

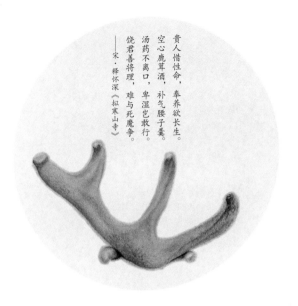

贵人惜性命，奉养欲长生。
空心鹿茸酒，补气腰子羹。
汤药不离口，卑湿岂敢行。
饶君善将理，难与死魔争。

——宋·释怀深《拟寒山寺》

鹿茸

鹿 茸

性味：甘、咸，温。

归经：肾、肝经。

功效：壮肾阳，益精血，强筋骨，调冲任，托疮毒。

主治：肾阳不足，精血亏虚，阳痿滑精，宫冷不孕，羸瘦，神疲，畏寒，眩晕，耳鸣，耳聋，腰脊冷痛，筋骨痿软，崩漏带下，阴疽不敛。

本品为鹿科动物梅花鹿 *Cervus Nippon* Temminck 或马鹿 *Cervus elaphus* Linnaeus 的雄鹿未骨化密生茸毛的幼角。前者习称"花鹿茸"，后者习称"马鹿茸"。

《神农本草经·中经》：味甘，温。主漏下恶血，寒热，惊痫，益气强志，生齿不老。角，主恶创痛肿，逐邪恶气，留血在阴中。

附：鹿角胶

本品为鹿角经水煎煮、浓缩制成的固体胶。
功效：温补肝肾，益精养血。

附：鹿角霜

本品为鹿角去胶质的角块。春、秋二季生产，
将骨化角熬去胶质，取出角块，干燥。
功效：温肾助阳，收敛止血。

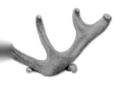

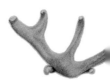

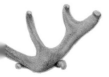

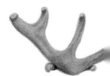

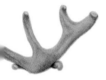

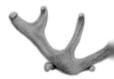

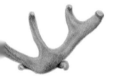

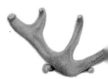